DU TRAITEMENT

DES

ANÉVRYSMES ARTÉRIELS

PAR LA COMPRESSION DIGITALE

LYON. — IMP. D'AIMÉ VINGTRINIER.

DU TRAITEMENT

DES

ANÉVRYSMES ARTÉRIELS

PAR LA COMPRESSION DIGITALE

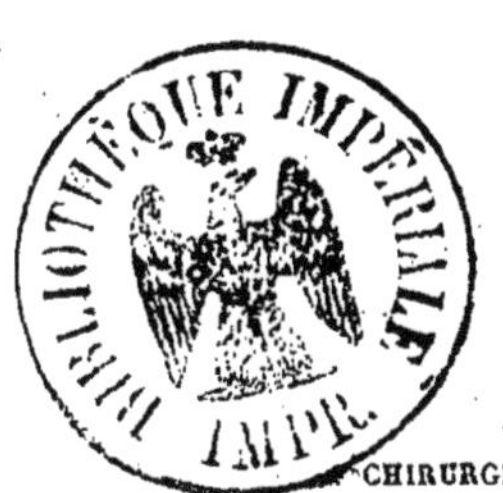

PAR

L. OLLIER,

CHIRURGIEN EN CHEF DE L'HÔTEL-DIEU DE LYON.

PARIS

VICTOR MASSON ET FILS

Place de l'Ecole-de-Médecine.

—

1863.

DU TRAITEMENT

DES

ANÉVRYSMES ARTÉRIELS

PAR LA COMPRESSION DIGITALE

Quand M. Broca fit connaître, il y a quelques années, les résultats vrais, définitifs, de la ligature des artères appliquée au traitement des anévrysmes, le premier sentiment de beaucoup de chirurgiens fut l'étonnement ou l'incrédulité. On ne se doutait pas que cette opération fût par elle-même aussi dangereuse, on proportionnait presque son innocuité à la facilité de son exécution sur le cadavre, et on la considérait comme le beau idéal de la thérapeutique. C'était là du moins l'opinion dominante, exposée dans les livres et professée à peu près partout. Depuis le commencement du siècle cependant, c'est-à-dire depuis la vulgarisation de la ligature, quelques protestations s'élevaient de temps à autre contre cet entraînement général ; on ne niait pas la puissance de la ligature, on voulait seulement lui substituer, dans certains cas, des méthodes plus simples et plus innocentes. La compression indirecte donna quelques guérisons à Lassus, Boyer, Dupuytren ; elle fournit surtout une série de quatre beaux succès entre les mains d'un de mes prédécesseurs à l'Hôtel-Dieu, Viricel ; mais elle ne tarda pas à tomber dans l'oubli, dans

notre pays au moins, et la ligature redevint bientôt la
méthode favorite de tous les chirurgiens. C'est à Lyon
cependant que la réaction contre la méthode d'Anel se
réveilla, et cette fois avec des armes nouvelles qui eurent
pour effet immédiat d'étendre le champ de la thérapeutique
chirurgicale. Les beaux travaux de M. Pétrequin sur la
galvanopuncture, la découverte de l'action du perchlorure
de fer par Pravaz, furent les deux étapes de ce progrès
que la chirurgie lyonnaise revendique avec orgueil.

Peu de temps après, on nous rapporta d'Irlande la compression indirecte qu'on avait à peu près abandonnée; mais,
cette fois, elle nous arrivait avec un ensemble de faits qui
la mettait à l'abri de l'indifférence ou de l'oubli. — Ce fut
d'abord la compression par les appareils qu'on préconisa,
mais bientôt grâce aux observations de MM. Vanzetti de
Padoue, Knight de New-Haven, Verneuil, etc., on substitua
aux appareils mécaniques un compresseur plus simple
et plus intelligent; la compression digitale apparut alors
comme la méthode par excellence, unissant la simplicité
à la puissance et possédant au suprème degré cette innocuité presque absolue, qui est l'idéal de toutes les tenta-
tives chirurgicales.

C'est de cette méthode que je vais avoir l'honneur
de vous entretenir. Depuis quinze mois, j'ai eu à traiter
trois cas d'anévrysme du creux poplité ; j'ai été assez heureux pour en guérir deux d'une manière prompte et définitive ; et c'est sur ces trois cas que je me bornerai pour
discuter devant vous certains points de pratique, entourés
encore d'incertitude ou d'obscurité. Ces trois cas se rapportent à trois espèces différentes d'anévrysme. Deux sont des
anévrysmes diffus, et quoique bien différents l'un de l'autre,

ils rentrent dans cette catégorie de cas dans lesquels la compression a souvent échoué. L'autre, qui est le premier en date, était un anévrysme artériel, simple, mais il me paraît intéressant en ce qu'il m'a fourni l'exemple de guérison le plus rapide que la science possède encore. Je les rapporterai successivement, mais auparavant je dois vous soumettre quelques considérations générales sur le mode d'action et l'utilité de la compression digitale.

Je ne viens pas faire le procès à la ligature : ce procès me paraît fait et jugé. Je renvoie à M. Broca, ou plutôt aux observations des partisans de la ligature eux-mêmes, pour apprécier les dangers de cette opération, en signalant surtout les accidents tardifs dont la menace tient longtemps en suspens la vie des opérés. — Personne, je crois, aujourd'hui, ne proposerait d'emblée la ligature pour certains anévrysmes, et d'autre part il n'est pas de partisan de la compression qui ne soit prêt à recourir à la méthode d'Anel, lorsque sa méthode d'élection aura échoué. La ligature constituait un progrès immense sur les méthodes anciennes, c'est une des découvertes qui ont fait le plus d'honneur au génie de nos devanciers, mais elle doit être seulement notre *ultima ratio*, et, pour les anévrysmes des grosses artères des membres, elle ne doit être mise en cause que lorsque les moyens non sanglants ont échoué. Je ne connais que quelques cas dans lesquels on puisse la mettre en balance avec la compression, c'est dans ces anévrysmes diffus, *qui font de rapides progrès*, menacés d'inflammation, à poche vaste et irrégulière ; je discuterai cette question tout à l'heure.

En dehors de la simplicité et de l'innocuité, les avantages de la compression indirecte et surtout de la compression incomplète et intermittente sont de faire déposer des caillots actifs, fibrineux, c'est-à-dire durs, résistants et rétractiles, et d'opérer par là une guérison solide, avec ou sans oblitération de l'artère, exposant peu aux récidives. Elle obtient ainsi, sans danger pour le malade, un résultat qui se rapproche beaucoup de ces cas de guérison spontanée dont la science possède un certain nombre d'exemples.

Pour que ce dépôt de caillots actifs s'opère, il ne faut pas que la circulation soit complètement interrompue dans le sac, il faut seulement qu'elle soit très-notablement diminuée. La ligature, en supprimant brusquement la circulation, amène des coagulations trop rapides qui ne sont pas toujours assez résistantes pour arrêter l'impulsion du sang, une fois les nouvelles voies établies par une circulation collatérale. La compression totale produit quelquefois le même effet, puisque une suppression complète de la circulation peut être le résultat d'un appareil bien appliqué et solidement maintenu. C'est pour éviter cet inconvénient que M. Broca a préconisé la compression en deux temps, partielle d'abord, totale ensuite. Cette pratique est rationnelle lorsqu'on se sert des appareils, mais elle doit être modifiée lorsqu'on a recours à la compression digitale. Car un des avantages de cette dernière méthode, c'est de ne pas interrompre la circulation pendant un temps très-long; les doigts de l'aide le plus exercé se relâchent toujours au bout de quelques minutes et un petit filet de sang s'introduit jusque dans le sac. De plus, comme il faut souvent remplacer les aides, on n'opère pas ces changements sans varier la pression sur l'artère et par cela même sans laisser passer une certaine quantité de sang. Il est donc de l'essence de la compression digitale d'être incomplète, intermittente, et par cela même de réaliser les meilleures conditions pour la coagulation active. Mais bien que par elle-même elle soit exempte des inconvénients de la compression par les appareils, il ne faut pas la faire aveuglément et il y a des règles générales à poser sur ses indications et son manuel. Ces règles varient selon les différents cas ; on pourrait même dire que leur application nécessite dans chaque cas des modifications qu'il est difficile d'établir à *priori*. C'est une raison de plus pour se pénétrer des considérations de physiologie pathologique qui les inspirent et qui par conséquent les dominent ou les modifient.

Il n'y a pas de différence radicale, absolue entre les caillots qu'on a appelés actifs et ceux auxquels on a donné le nom de passifs. La fibrine fait la base du coagulum dans l'un et l'autre cas, et il n'y a rien d'actif à proprement parler, dans les caillots blancs, durs et rétractiles qui constituent le meilleur mode de guérison des anévrysmes ; c'est-à-dire qu'il ne se forme pas un tissu par un développement d'éléments anatomiques ; c'est toujours un dépôt de fibrine, seulement ce dépôt s'opère différemment dans l'un et l'autre cas. Lorsque la coagulation se fait brusquement, les globules sont entrainées avec la fibrine ; le caillot est alors mou, diffluent et conserve longtemps ces caractères, parce que la désagrégation et l'absorption des globules sont nécessairement lentes au milieu d'un magma fibrineux ; au contraire lorsque le dépôt se fait lentement, il est presque complètement composé de fibrine, et la condensation de ce principe immédiat n'est pas gênée par les globules.

Dans un grand nombre de caillots, on trouve des parties qui ont les caractères de la coagulation active et des parties qui sont le résultat de la coagulation passive ; ceci s'explique par la variabilité des conditions de la circulation. Indépendamment de cette action des causes physiques, jusqu'à un certain point calculable ; il y a des circonstances tenant au sujet et dépendant de la plasticité du sang, qu'on ne peut pas prévoir et dont l'ignorance laisse planer l'incertitude sur le résultat que produira la compression. Mais en faisant toutes réserves sur cet inconnu que la physiologie est encore loin d'éclairer, nous devons placer la poche anévrysmale dans les conditions physiques les plus favorables à la coagulation active.

Pour cela on emploiera, dès le début, la compression digitale. On prolongera la première séance jusqu'à ce qu'un commencement de coagulation ait eu lieu. Si on a des aides nombreux à sa disposition (et sous ce rapport j'ai été le plus heureusement partagé, grâce au zèle infatigable des internes de l'Hôtel-Dieu), on peut la prolonger cinq, six heures, et plus, si le malade n'est pas fatigué. Au cas où la compression serait parfaitement tolérée, et où l'anévrysme commencerait à durcir, nous conseillerons de la prolonger indéfiniment. On a pu guérir ainsi des anévrysmes en une seule séance. Mais comme les aides peuvent faire défaut, et que le malade se fatigue, on devra le plus souvent renvoyer au lendemain. On recommande au malade de se comprimer lui-même dans l'intervalle ; il peut être d'un grand secours pour sa guérison. Au cas où une seconde, une troisième séance ne produiraient rien, il faudrait insister encore. — *Rien ne presse de changer de méthode tant que l'anévrysme ne progresse pas.* Si la coagulation commence et se poursuit régulièrement, il faut prolonger la compression par séances interrompues jusqu'au durcissement complet de la tumeur, et on reconnaîtra qu'il y a des caillots actifs si la poche durcit et se rétracte. Si, au contraire, les battements cessant ou diminuant, la tumeur reste volumineuse et molle, il faudra craindre une coagulation passive, et alors avoir soin de rendre la compression incomplète, pour que le caillot se forme dans de meilleures conditions.

Au cas où la compression incomplète et intermittente ne réussirait pas, il faut essayer de rendre la compression aussi complète et aussi prolongée que possible; car, quelque inconvénient qu'aient les coagulations passives, il faut s'estimer heureux de les obtenir chez certains sujets et pour certains anévrysmes.

La compression digitale bien faite ne doit porter, autant que possible, que sur l'artère; dans certaines régions on remplit assez facilement cette indication; au pli de l'aine, par exemple, la veine et le nerf sont évités, et l'artère seule est comprise sous le doigt qui la presse. Dans quelques cas cependant, l'altération de la région qu'on comprime peut faire naître de véritables difficultés, et l'on verra que dans une de nos observations, la présence de ganglions douloureux a exigé, de la part des aides, la plus grande prudence. Il faut alors avoir recours à la compression intermittente, faire de petites séances fréquemment renouvelées. Ce qui est, du reste, une nécessité ici, devient dans d'autres cas un procédé intentionnel, raisonné, et notre première observation montre qu'il peut être suffisant pour obtenir d'une manière rapide la guérison de certains anévrysmes.

Iʳᵉ OBSERVATION.

Anévrysme spontané de l'artère poplitée(1).

M. T..., 72 ans, ancien officier, consulte M. Ollier en décembre 1861, pour une tumeur du creux poplité à droite. Homme vigoureux ; ni syphilis, ni rhumatismes ; vie sobre ; pas de traumatismes.

Il y a dix-huit mois, douleurs vagues dans la région poplitée.

Il y a quatre mois, à la palpation, tumeur animée de battements. Depuis, grossissement graduel.

Le 8 déc. Elle a le volume d'un œuf de dinde. On distingue ses battements à distance. Mouvement d'expansion prononcé, battements isochrones au pouls, cessant par la compression de l'artère crurale. La tumeur est isolée du fémur, fusiforme, réductible et souple.

Auscultation : bruit de souffle intermittent et rude coïncidant avec la diastole, ayant son maximum d'intensité entre le condyle interne et les muscles de la patte d'oie.

Frémissement vibratoire peu prononcé. Battements de la pédieuse suspendus. Diminution de la chaleur des jambes et du pied du côté malade, œdème.

La fémorale, au niveau du pubis, est dilatée, ses battements plus forts ; le doigt y perçoit un frémissement.

Douleur sourde au niveau de la tumeur, fourmillement, tiraillement, refroidissement du membre. Marche difficile, état général bon.

Pendant l'examen, le chirurgien pratique à plusieurs reprises la compression de la fémorale au niveau du pubis. La compression

---

(1) Cette observation, recueillie par M. Lépine, interne des hôpitaux, a été publiée avec tous ses détails dans les comptes-rendus de la Société de chirurgie de Paris, 1862.

fut tantôt complète, tantôt incomplète ; elle dura en tout de 15 à 20 minutes.

Le 9. Douleurs assez vives. Tumeur plus dure.

Le 11. Plus de douleurs.

Le 14. Depuis la séance d'exploration, faite le 8, et dans laquelle on avait comprimé pendant un quart d'heure, la tumeur n'a pas été touchée et cependant elle est devenue notablement plus dure. Battements moins forts. La coagulation a manifestement commencé. Compression digitale incomplète de la fémorale pendant un quart d'heure. Repos. Potion, 1 gr. tannin ; limonade.

Le 15. Battements moins sensibles. Compression digitale incomplète pendant 40 minutes consécutives, pas de douleur. Le soir, compression d'un quart d'heure.

Le 16. Perception des battements seulement à la partie supérieure. Ailleurs, tumeur dure, sans battements ni expansion. Sur la partie interne, plus dure, on sent nettement les battements d'une petite artère. Tiraillements au-dessous de la tumeur. La compression, jusqu'à ce jour, a été faite pendant une heure et demie. On la pratique plus exactement et pendant deux heures.

Le 17. Compression d'une demi-heure. Tumeur dure partout. Deux collatérales rampent sur la poche, l'une en dedans, l'autre en arrière. Plus de bruit de souffle dans la tumeur. Léger bruit au-dessous de l'anneau du troisième adducteur. Pas de battements, pas de douleurs ; chaleur du pied à peine diminuée. Le soir, compression digitale pendant une heure.

Le 18. Léger bruit de souffle au niveau de l'anneau du troisième adducteur. Pas de battements perceptibles à la vue, ni au toucher. Diminution sensible de la tumeur. Compression incomplète, demi-heure. Pas de douleurs, pas d'œdème.

Le 19. Le malade a comprimé lui-même de temps à autre pendant un total de deux heures. Le bruit de souffle à la partie supérieure est moins fort. Développement des deux collatérales. Compression de trois heures bien supportée. Douleurs nulle part. Alors plus.

de bruits de souffle. La tumeur durcit et diminue de jour en jour. Quelques tiraillements. Les artères collatérales développées avant de battre.

Le 21. On ne les retrouve plus. Pas de refroidissement cependant. La tumeur diminue.

Le 22. Les mouvements de flexion sont possibles.

Le 28. La tumeur a diminué de moitié.

Le 1er janvier. Le malade fait quelques pas sans douleur. Mouvements plus libres qu'avant la compression.

Aujourd'hui 1er novembre 1863, le malade se promène plusieurs heures chaque jour sans douleur et sans fatigue.

Cette observation nous fournit l'exemple de la coagulation la plus rapide que je connaisse pour des anévrysmes de cette dimension. Après une séance d'un quart d'heure, la coagulation a commencé ; au bout de quatre séances, faisant en tout deux heures de compression, il n'y avait plus de battements ; tout bruit de souffle avait disparu après quatre heures. C'est en présence d'une coagulation si rapide que je me suis demandé si un petit caillot (bien que rien ne me l'ait fait constater), détaché par la malaxation, n'aurait pas joué le rôle d'un bouchon en se plaçant contre l'ouverture de l'artère dans le sac.

IIe OBSERVATION.

Anévrysme diffus du creux poplité.

H. A. Béjuy, boulanger, 37 ans. Pas d'excès alcooliques. Au mois de janvier 1862, comme le malade marchait, chargé d'un sac de blé, son pied se trouve pris entre deux planches ; il fait pour le dégager un effort considérable et ressent tout à coup une douleur vive au niveau du creux poplité. Dès ce jour, le travail devient plus pénible. Le malade s'aperçoit deux mois et demi après d'une tumeur dans le creux poplité.

Le 15 mai , il entre à l'Antiquaille atteint de blennorrhagie. M. Rollet constate l'anévrysme, fait faire six heures et demie de compression digitale. On transporte le malade à l'Hôtel-Dieu, service de M. Ollier. Il est à noter que le malade avait été descendu de l'Antiquaille sur une chaise , la jambe non fixée et pendante. M. Ollier constate l'anévrysme. La jambe et le pied sont tuméfiés, la peau luisante, chaude ; légère ecchymose au côté interne de l'anévrysme. A l'auscultation, bruit de souffle très-net, cessant par la compression de la fémorale.

27 mai. Compression digitale de trois heures. Potion, tannin, 1 gr., sirop de digitale, 30. Potion opiacée.

28 mai. Même état de la tumeur. Trois heures de compression. Vessies de glace sur la tumeur. Pouls 100.

29 mai. Compression de neuf heures et demie du matin à une heure du matin. A cinq heures du soir on n'entend plus de bruit de souffle.

30 mai. Pouls petit, 120 pulsations. L'œdème a envahi la cuisse. Augmentation de l'ecchymose. Le bruit de souffle a reparu.

L'amputation est pratiquée malgré toutes ces conditions défavorables.

A l'autopsie de la tumeur, on retrouve la poche primitive dont la rupture avait donné lieu à un vaste épanchement de sang entre les diverses couches musculaires de la jambe. Couche légère de pus entre le fascia superficiel et l'aponévrose des muscles jumeaux.

Le malade est mort d'infection purulente le 22ᵉ jour après l'amputation.

Dans cette observation, la compression a été insuffisante, mais la ligature n'avait pas plus plus de chance de succès ; elle aurait de plus amené de nouveaux dangers. C'était un anévrysme diffus et déjà enflammé, et par conséquent de la catégorie de ceux qui sont justiciables de l'amputation. J'essayai d'arrêter l'inflammation par les applications de glace. La compression devait elle-même servir à combattre cette complication. Je n'ai qu'à rappeler ici la raison physiologique qui a fait proposer la compression des artères qui se rendent dans une partie enflammée, en vue d'obtenir la résolution de la maladie.

Je pensai tout d'abord à l'amputation à cause de l'intensité de l'inflammation, mais comme les amputations de cuisse pratiquées dans les hôpitaux pour une cause pareille, sont presque fatalement suivies de mort, je cherchai dans la compression une planche de salut. J'obtins, comme on l'a vu, la coagulation du sang dans la poche anévrysmale, mais cette coagulation ne résista pas longtemps ; elle fut dissociée en partie par le choc du sang, car elle était nécessairement passive, l'infiltration du membre et l'inflammation marchaient toujours, le malade souffrant s'affaiblissait; il avait 120 pulsations ; je ne pouvais rien espérer de la continuation de la compression ; la mort était évidemment très-prochaine si je n'amputais pas ; d'autre part, amputer en ce moment c'était opérer dans les conditions les plus déplorables; nous avions encore moins de chance que les jours précédents ; mais comme il ne restait absolument que ce moyen à tenter, je me décidai à y avoir recours.

Au bout de quinze jours, je crus avoir sauvé mon malade; il mangeait; sa plaie avait un très-bon aspect; mais au seizième jour, un frisson arriva, qui se renouvela le lendemain; et au vingt-deuxième jour, mon opéré mourait d'infection purulente.

La compression a été ici insuffisante, et cependant, si

j'avais encore un pareil cas à traiter, je ne ferais pas autrement tant que l'inflammation me paraîtaait susceptible d'être enrayée ; je tenterais cette dernière ressource avant d'en venir à l'amputation, et je n'aurais recours à la ligature que si, malgré l'accroissement de la tumeur, la suppuration cessait d'être menaçante.

IIIᵉ OBSERVATION (1).

Anévrysme traumatique du creux poplité et de la région jambière antérieure, dû probablement à la lésion du tronc tibio-péronier.

A. Forni, 27 ans, bonne constitution, bon marcheur, reçut, le 14 décembre, trois coups de couteau, deux à la cuisse gauche, qui n'intéressèrent que la peau, le troisième plus profond à la jambe du même côté, à deux centimètres au-dessous et un peu en dehors de la tubérosité du tibia ; les muscles faisaient hernie à travers l'aponévrose, le malade perdit une grande quantité de sang (1 litre 1/2.

Dès le quatrième jour, douleurs dans la jambe et dans le pied, s'exaspérant la nuit. Frictions narcotiques et émollientes.

Ces douleurs, accompagnées de fourmillements et d'une sensation de brûlure, empêchant le sommeil, augmentèrent jusqu'au 27 décembre, jour où M. Ollier vit le malade et diagnostiqua un anévrysme en voie de formation.

La plaie est soulevée par des battements réguliers s'étendant dans une étendue d'un pouce 1/2 de diamètre. Mouvements d'expansion et pulsations isochrones à celles des artères. Le stéthoscope fait entendre, un peu au-dessous de la plaie, un bruit de souffle unique. Appliqué à la partie interne de la jambe, c'est un bruit de souffle à double courant : le second bruit suit de très près le premier, son intensité est moindre. Même bruit dans le creux poplité ;

______

(1) Cette observation, ainsi que la précédente, ont été publiées avec tous leurs détails dans les mémoires de la Société des Sciences médicales de Lyon, par MM. Borel et Bonnefous, interne des hôpitaux.

il devient unique au mollet et tend à disparaître à mesure qu'on s'approche du talon. La compression de la fémorale fait disparaître tous ces bruits. Les battements de la pédieuse et de la tibiale postérieure sont très-faibles. La jambe malade est plus chaude et plus volumineuse que celle du côté opposé. Ecchymose sur le mollet.

La compression digitale est commencée le 27 décembre, à une heure.

De une heure à deux, douleurs très-vives dans la jambe et dans le pied.

De deux à quatre, compression de manière à n'effacer que la moitié du calibre de l'artère. On la cesse pendant un quart d'heure. Potion, ex. thébaïque, 0,05, et sirop de digitale, 30 gr. Les battement reparaissent. Compression jusqu'à quatre heures et quart. Plus de douleurs. Bruit de souffle lointain au niveau de la tumeur. Pas de battements.

Quelques instants après, léger accès de fièvre, claquements de dents. Pouls à 68. Température de la peau normale.

28 décembre. Nuit bonne, quoique sans sommeil. Les battements et le bruit de souffle ont reparu. Mais plus de traces de bruit à double courant. Potion, ex. thébaïque, 0,05, et sirop de digitale, 30 gr.

La compression est reprise à midi. Les douleurs reviennent aussitôt dans le pied seulement.

A une heure, exaspération de la douleur. Persistance des battements et du bruit de souffle. Applications de glace sur le membre.

A quatre heures, on cesse la compression. Léger bruit de souffle. Pas de battements dans la tumeur.

29 décembre, nuit bonne. Pas de douleurs. Léger bruit de souffle et battements profonds.

Compression de deux heures à cinq heures.

La compression totale provoque des douleurs dans le pied, arrache des cris au malade. Si on laisse passer dans l'artère une quantité de sang, même très-faible, les douleurs cessent subitement.

A cinq heures, ni bruit de souffle, ni battements profonds. Applications de glace. Potion, ex. th., 0,005.

30 décembre. Nuit sans douleurs, le malade a bien dormi pour la première fois depuis l'accident. On entend les battements très-profondément, le bruit de souffle est à peine perceptible.

31 décembre. Battements et bruit de souffle plus forts. Quelques fourmillements dans le pied. On comprime pendant quatre heures. Glace et potion opiacée.

1er janvier 1863. Nuit bonne. Quelques rares fourmillements. Battements profonds sans bruit de souffle. On cesse la compression par les aides. On recommande au malade de faire lui-même la compression.

3 janvier. État général satisfaisant. Diminution du volume de la jambe.

4 janvier. Battements à peine perceptibles.

6 janvier. Diminution du volume de la tumeur. Le malade fait lui-même trois heures de compression environ.

7 janvier. Pas de douleur. Pas de battements.

9 janvier. La tumeur est dure, sans battements. Quelques douleurs dans le pied.

11 janvier. La tumeur du creux poplité qui, les jours précédents, avait diminué de volume et avait acquis une dureté satisfaisante est devenue tout à coup molle et pulsatile. Les limites deviennent bien accusées. La pression la réduit. En avant, pas de battements.

Compression pendant quatre heures et demie. Glace sur la tumeur. Les battements ne cessent pas.

12 janvier. Nuit moins bonne. Douleur à la pression de la tumeur. Compression pendant trois heures. Vives douleurs dans la jambe et le pied. Violent accès de fièvre d'un quart d'heure.

13 janvier. Battements moins sensibles. Tumeur plus dure.

15 janvier. Battements toujours perceptibles en arrière. Il suffit de comprimer légèrement la tumeur pour les faire disparaître. Compression digitale à la fémorale pendant une heure et compression

directe au moyen d'un coussinet placé dans le creux poplité et de la flexion de la jambe.

16 janvier. Plus de battements. Compression digitale pendant une heure et compression directe comme la veille.

17 janvier. Nuit agitée. Compression supprimée. Quelques faibles battements. Potion opiacée.

19 janvier. Le malade a fait lui-même trois heures de compression. La tumeur durcit. Compression pendant une heure.

24 janvier. Plus de battements. Les jours suivants, la tumeur durcit et diminue de plus en plus.

Le malade sort de l'Hôtel-Dieu le 19 février (1).

Dans ce cas, nous avions affaire à un véritable anévrysme diffus, probablement faux consécutif. Je ne me prononce pas, parce que je n'ai pas vu le malade durant les premiers jours. Ce n'était pas une simple plaie artérielle avec épanchement, puisque nous avions un véritable sac dont la main suivait en arrière les contours réguliers. Ce qui me paraît intéressant dans cette observation se sont les phases diverses par où la coagulation a passé. Il y a eu trois périodes bien distinctes : d'abord coagulation primitive, puis dissolution des caillots, puis enfin coagulation définitive, retrait et disparition de la tumeur.

Cette marche ne s'observe guère dans le traitement par la compression des anévrysmes circonscrits. Quand la coagulation a été lentement obtenue, elle est en général définitive, et les récidives sont rares, malgré les présomp-

___

(1) Le malade a été revu le 14 avril. Il marchait sans douleur et avait repris sa profession de plâtrier. Il n'y avait plus de tuméfaction dans le creux poplité.

tions qu'avaient émises les adversaires de la compression,
en s'appuyant sur une fausse théorie.

Mais ici, à cause de l'irrégularité de la poche au début,
à cause même de l'inflammation des parties environ-
nantes, nous ne pouvions pas espérer une coagulation
complètement active ; il devait y avoir, au milieu, des couches grises, fibrineuses, solides, actives, en un mot, des
noyaux plus ou moins volumineux formés par des caillots noirs, diffluents, c'est-à-dire passifs, et par conséquent dissociables. Aussi, vers le vingtième jour, alors
que la tumeur avait diminué de plus de moitié, avons-nous
vu les battements reparaître subitement, et la tumeur de-
venir molle et réductible dans un point. Nous reprîmes la
compression et, au moyen de petites séances faites, soit
par les aides, soit par le malade lui-même, nous fûmes
assez heureux pour mettre notre blessé dans l'état où vous
le voyez aujourd'hui. Nous eûmes momentanément recours à la compression directe, c'est-à-dire appliquée sur
la tumeur elle-même. Je condamne en général cette compression ; je la crois dangereuse, surtout dans les anévrysmes diffus ; mais dans ce cas particulier, je ne crai-
gnis pas de l'employer, parce que j'avais observé qu'en
comprimant avec le doigt sur la partie de l'anévrysme la
plus saillante et la plus élevée dans le creux poplité, on
faisait cesser tout battement dans le reste de la poche. J'obtins, par ce moyen, un degré de plus dans la dureté de la
tumeur, mais je remarquai que la poche tendait à s'étendre en haut ; aussi je n'y insistai pas longtemps, et je m'en
tins à la compression digitale indirecte.

Les deux dernières observations, quoique très-différentes
entre elles, peuvent être rapprochées, parce qu'elles se

rapportent aux anévrysmes diffus, c'est-à-dire à la catégorie d'anévrysmes la plus rebelle et la plus dangereuse. On a cru même que pour cette espèce de tumeur, il fallait renoncer à la compression et recourir à la ligature. Je ne pense pas que cette pratique puisse être justifiée par de bonnes raisons théoriques, et, d'autre part, en invoquant les statistiques, nous voyons que la compression a réussi souvent.

Je dis plus : la compression me paraît devoir favoriser plus tard l'action de la ligature , si elle est employée tout d'abord. Cette dernière méthode , en effet, expose beaucoup à la gangrène dans ces sortes d'anévrysme ; or, la compression, en favorisant la dilatation des collatérales, crée une ressource précieuse contre cette complication ; de plus, elle fait généralement déposer quelques caillots actifs qui sont comme des pierres d'attente pour une coagulation définitive.

Si, malgré la compression, l'anévrysme continue à croître, et surtout s'il croît rapidement, il faut alors s'adresser sans délai à la ligature. L'infiltration des parties par le sang ou par le pus peut cependant forcer de recourir immédiatement à l'amputation.

Dans ces cas d'anévrysmes diffus, les avantages de la compression indirecte sur la ligature ne sont plus aussi évidents, et c'est pour des cas de ce genre que je comprends l'hésitation de quelques chirurgiens. Je viens de dire qu'une compression préalable ne nuit pas à la ligature qui sera employée plus tard ; il faut donc comprimer tout d'abord, insister sur la compression *si la tumeur ne fait pas de progrès et si elle ne s'enflamme pas.* En agissant ainsi, on réussit souvent. M. Broca a analysé huit cas dans lesquels on pouvait parfaitement mettre en parallèle la compression et la ligature. Sur ces huit cas, la compression n'a été inefficace qu'une fois. Parmi les sept autres, deux malades seulement ont couru des dangers sérieux dus à la présence des caillots passifs, un seul est mort, les six autres ont guéri.

Or, si nous prenions au hasard huit cas d'anévrysme diffus, traités par la ligature, pourrions-nous nous promettre un aussi grand nombre de succès ? On pouvait se faire illusion sur ce point, il y a vingt ans, mais il n'est pas possible de l'espérer aujourd'hui.

Sur les deux cas de ce genre que je vous ai exposés, un des malades a dû être amputé ; mais comme je l'ai dit plus haut, la ligature ne me paraissait pas avoir plus de chance en sa faveur. La compression avait momentanément coagulé la poche, mais l'inflammation ne s'était pas arrêtée. Le succès par la compression n'avait pas même été regardé comme probable ; c'était une dernière planche de salut à laquelle je m'adressais pour éviter une opération qui équivalait presque à la mort.

Il n'est donc pas juste de le mettre au passif de la méthode, et dans une statistique, il serait illogique de le placer sur la même ligne que les deux autres cas que j'ai eu à traiter. Il n'infirme pas les avantages de la compression, il montre seulement qu'il y a des limites à sa puissance.

Quant à ma IIIe observation, l'heureux résultat de la méthode que je préconise vient à l'appui des chirurgiens qui veulent de plus en plus restreindre le rôle de la ligature dans les anévrysmes des membres. Il prouve d'une manière évidente la puissance de la compression dans les anévrysmes diffus, et les phases diverses par lesquelles a passé la coagulation , nous démontrent qu'en insistant sur la méthode et en variant les procédés, on peut surmonter les complications les plus rebelles.

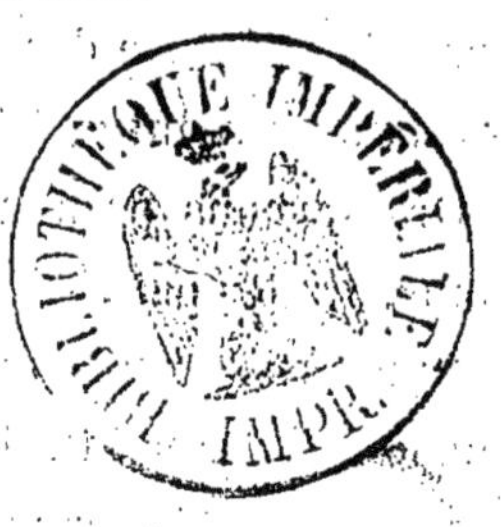